CONTRIBUTION A L'ÉTUDE

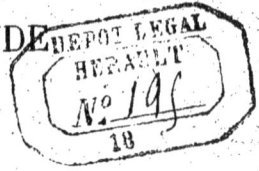

DU

LIPOME CONGÉNITAL DES PARTIES MOLLES

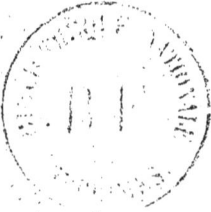

PAR

Pierre POURQUIER

DOCTEUR EN MÉDECINE

~~~~~~~

MONTPELLIER
IMPRIMERIE GÉNÉRALE DU MIDI

—

1906

CONTRIBUTION A L'ÉTUDE

DU

LIPOME CONGÉNITAL DES PARTIES MOLLES

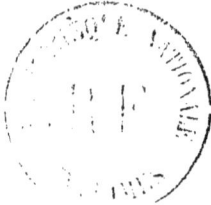

PAR

Pierre POURQUIER

DOCTEUR EN MÉDECINE

———

MONTPELLIER
IMPRIMERIE GÉNÉRALE DU MIDI
—
1906

A MON PÈRE

A MA MÈRE

A MON FRÈRE

P. Pourquier.

A MONSIEUR LE DOCTEUR GILIS

PROFESSEUR A LA FACULTÉ DE MÉDECINE
CORRESPONDANT NATIONAL DE L'ACADÉMIE DE MÉDECINE

P. Pourquier.

CONTRIBUTION A L'ÉTUDE

DU

LIPOME CONGÉNITAL DES PARTIES MOLLES

I

INTRODUCTION

Le lipome congénital, quoique assez rare, mérite cependant de retenir l'attention du chirurgien. Il est nécessaire de bien connaître cette tumeur congénitale pour y penser si on la rencontre, pour pouvoir ensuite insister sur la gravité possible de son pronostic, et enfin intervenir avec succès même dans les tumeurs très considérables.

A propos d'une observation recueillie dans le service de M. le Professeur Estor, nous avons cru intéressant de rassembler à peu près toutes les observations publiées sur ce sujet. En les synthétisant, nous essaierons de dégager les caractères généraux du lipome congénital, de préciser, autant qu'il se peut, son étiologie et sa pathogénie; son évolution clinique, son diagnostic et son pronostic, et enfin son traitement.

Jusque vers 1884, les auteurs français ne s'étaient guère occupés de l'étude des lipomes congénitaux, et cependant, depuis longtemps déjà, ces tumeurs avaient attiré l'attention des chirurgiens anglais et allemands. Nous ne ferons que citer l'observation d'Athol Jonhson, mentionnée dans la *Thérapeutique des maladies chirurgicales des enfants*, de Holmes ; les *Leçons de Bryant* (On the surgical descares of Childen. London. Churchill, 1883). — Heylfelder, en 1843, avait déjà publié plusieurs observations, et Molk écrivit sur le sujet une thèse importante à Strasbourg en 1868.

En 1873 parut le mémoire de Vagstaffee (*On congen. tumours part.* Saint-Thomas hosp. report. 1873, p. 213).

En 1884, parurent les intéressantes thèses de Senac sur le lipome congénital, et d'Isaac Juda sur les lipomes du périnée, envisagés particulièrement chez les enfants.

Depuis cette époque, nous connaissons peu de mémoires sur ce sujet.

En 1891, Lannelongue et Ménard publièrent un intéressant article sur ce sujet, dans leur *Traité des affections congénitales.*

Kirmisson, en 1893, a présenté, à la Société de Chirurgie, une petite fille d'un an atteinte d'un volumineux lipome du dos d'origine congénitale.

En 1897, M. Masse, de Bordeaux, a publié dans la *Gazette hebdomadaire des Sciences Médicales*, de Bordeaux, l'observation d'un lipome diffus congénital de la paroi thoracique.

La thèse de Huraux (Paris, 1900 compléta l'étude des lipomes congénitaux ostéo-périostiques.

C'est dans ces divers auteurs que nous avons pu recueillir la plupart de nos observations.

Puisse notre modeste travail attirer l'attention des chirurgiens sur le lipome congénital, et leur permettre de suivre avec plus de précision l'évolution clinique de cette affection.

Nous tenons, avant d'aborder notre sujet, à remercier M. le Professeur Estor, qui a bien voulu nous communiquer une observation inédite et accepter la présidence de notre thèse.

Nous associons dans un même hommage de reconnaissance tous nos Maîtres de la Faculté et des hôpitaux de Montpellier, dont nous n'oublierons jamais les fructueuses leçons et les dévoués conseils.

Observation Première

Faber, Duor, Monstror, hum. descriptio anat. (Berolini, 1827, p. 17.

Enfant du sexe féminin, mort-né, portant au périnée une tumeur plus grosse que la tête et s'étendant jusqu'aux mollets. Elle envahissait aussi le petit bassin, qui en était presque complètement rempli. Elle contenait des masses graisseuses et des tractus fibreux. A l'incision de la tumeur, il s'échappa des masses lipomateuses semblables en tout à la consistance graisseuse du bras et de la jambe. (Thèse de Molk.)

Observation II

Deutsch Klin. 1850, p. 26.

Langenbeck observa deux cas de lipomes congénitaux de l'extrémité inférieure du tronc. Le premier cas concerne un enfant de six mois, que l'extirpation délivra de sa tumeur. Le deuxième se rapporte à un enfant de 18 mois, l extirpation fut également tentée avec succès. (Jd , 36.)

Observation III

Weber Muller's, Archiv. 1851, p. 74. (Thèse Monod.

Am. Sch..., de Crefeld, enfant de quatre ans et demi, portait depuis sa naissance, au côté gauche de la nuque, immédiatement au-dessous de la racine des cheveux, une tumeur

du volume d'une noisette. Cette tumeur s'accrut peu à peu ;
à chaque printemps en particulier, elle augmentait notablement de volume ; elle parut même, à plusieurs reprises,
subir une sorte de tuméfaction périodique. Au moment où
la petite malade, après avoir subi divers traitements, fut
pour la première fois amenée à l'hôpital (juin 1851), la
tumeur était plus volumineuse qu'elle ne le fut plus tard au
moment de l'opération ; elle offrait aussi plus de résistance
au doigt ; son élasticité et sa dureté étaient telles que l'on
pouvait songer à une tumeur fibroïde.

Le jour où elle fut enlevée, elle avait le volume d'une
petite pomme ; d'une élasticité égale partout, elle présentait
cependant une certaine mollesse, elle était peu mobile ; la
peau, à son niveau, n'était aucunement altérée. Il parut
probable, à ce moment, que l'on pouvait songer plutôt à une
tumeur graisseuse.

L'opération fut pratiquée le 4 juillet 1851, par le professeur Wutzer ; on fit à la peau une incision en T, la tumeur
fut facilement séparée de l'aponévrose de la nuque, sans que
la dissection atteignît aucunement les muscles de la région,
l'écoulement sanguin fut modéré ; deux petits vaisseaux
seulement furent liés. La guérison suivit rapidement, sans
accident.

L'examen de la pièce montra qu'elle n'avait pas de
membrane d'enveloppe. On voyait seulement à la périphérie
une couche assez épaisse de tissu graisseux, fait en rapport
avec le siège de la tumeur dans le tissu graisseux sous-
cutané. A la coupe, il s'échappa une quantité considérable
d'un liquide rouge, qui présentait au microscope tous les
caractères d'un liquide sanguin. La surface de section offrait
à la vue les caractères suivants : au milieu d'un tissu graisseux, parcouru par des tractus fibreux, on apercevait de
nombreux orifices des vaisseaux, les uns petits, les autres

plus grands, tous remplis de sang ; on voyait, en outre, par places, des espaces violet foncé ou bleu qui, au premier abord, pouvaient être pris pour des dépôts mélaniques. A un examen plus.attentif, on reconnut qu'il s'agissait de dilatations comme caverneuses des vaisseaux, remplis de sang coagulé. L'examen microscopique montra qu'il n'y avait en aucun point de dépôts pigmentaires, mais que partout de nombreux vaisseaux dilatés, remplis de corpuscules sanguins, parcouraient la tumeur.

Le tissu graisseux qui séparait ces vaisseaux était formé de grosses cellules adipeuses groupées en amas entre des faisceaux de tissu fibreux ; ces cellules, de forme plus ou moins arrondies, juxtaposées ou empiétant les unes sur les autres, comme c'est le cas ordinaire pour les cellules adipeuses, n'affectaient pas la forme polyédrique par pression réciproque et offraient la plus grande ressemblance avec les cellules végétales ; la pression du verre à recouvrir faisait apparaître de nombreux globules graisseux. Le tissu fibreux, enfin, qui contenait ces amas graisseux, parcouru comme il a été dit plus haut par de nombreux vaisseaux, laissait apercevoir beaucoup de cellules fusiformes dont les noyaux devenaient évidents par l'action de l'acide acétique et de nombreux faisceaux de tissu conjonctif, les uns simples, les autres ondulés et tortueux, disposés sans arrangement régulier.

OBSERVATION IV

Middeldorpf (Wien. Méd. Woch. 1858)

Le 6 août 1857, on apportait à la clinique de Breslau un petit garçon de 11 mois, portant un appendice de la grosseur du pouce, fixé au coccyx. Cette tumeur était congénitale. Middeldorpf enleva cette tumeur avec son appareil

galvano-caustique, et l'opération fut suivie d'un plein succès.
L'enfant ne perdit pas de sang pendant toute la durée de
l'opération. La tumeur se composait d'un tissu connectif
excessivement riche en graisse.

OBSERVATION V

Lucke Handerbuch der allgemein und speciell. chirurgie von Pitha und Bellroth,
Bd 1 Abth 1, p. 263.

Un garçon de 12 ans portait, depuis son enfance, à la face
antérieure de l'avant-bras gauche, une tumeur d'un bleu
rougeâtre molle, présentant quelques alternatives de volume
ne dépassant guère celui d'une noisette. Dans l'hiver 1867-
1868, la tumeur commença à prendre un plus grand accrois-
sement et à causer quelque gêne à l'enfant. Au moment
où Lucke l'observa pour la première fois, elle était grosse
environ comme une noix, était située sous la peau, donnait
au doigt une sensation lobulée et présentait une coloration
rouge bleuâtre ; elle ne se laissait aucunement réduire par
la pression et n'était nullement fluctuante.

Lucke supposa qu'il s'agissait d'une tumeur caverneuse
dont les cavités sanguines par suite d'une production locale
de graisse avaient perdu leurs rapports avec la circulation
générale et s'étaient oblitérées. L'examen de la tumeur
aurait confirmé ce diagnostic, car on trouva du « tissu graisseux jaune pénétrant de toutes parts ».

Sa circonférence mesurait 48 centimètres.

A ce moment, la difformité devenant de jour en jour plus
considérable, les parents demandèrent avec insistance l'opération. La tumeur fut enlevée par une seule incision de
18 centimèt. portant sur son plus grand diamètre.

Immédiatement sous la peau on arrivait sur un tissu graisseux qui se confondait sans limite avec le tissu cellulaire sous-cutané. C'était un lipome diffus pur avec sa couleur et sa consistance caractéristiques.

L'examen microscopique a montré qu'il s'agissait bien d'un lipome ; la tumeur était peu vasculaire.

Après une dissection rapide, la masse graisseuse fut détachée des parois thoraciques ; elle se confondait sans limite précise avec le tissu cellulaire sous-cutané des parties voisines et pesait environ 1 kilogr. Après l'extirpation de la tumeur, une portion de peau fut excisée et la réunion fut faite par quinze points de suture avec drainage. Quinze jours après, l'enfant était complètement rétabli, mais il s'est produit à la partie inférieure au-dessus de la cicatrice une petite récidive qui nécessitera une opération complémentaire.

Observation VI

Cross, the Lancet, 1867, II, p. 411

Un enfant portant une tumeur congénitale à l'extrémité inférieure du tronc fut amené à l'hôpital Charing-Cross, de Londres. Cette tumeur s'étendait du coccyx à l'anus, qu'elle refoulait un peu en avant. On extirpa la tumeur avec le bistouri et l'enfant fut parfaitement guéri. (Molk, p. 36.)

Observation VII

Lannelongue. — Lipome congénital de la région lombaire droite. Opéré et guéri

On m'amène un enfant de quatre mois et vingt jours qui présente, placé entre la crête iliaque et la dernière côte, une tumeur aplatie du volume d'une mandarine. Cette tumeur molle, sans élasticité, a des limites vagues et diffuses. Elle ne paraît pas adhérer aux parties profondes, mais par contre, elle adhère à la peau par des tractus qui la font froncer quand on la presse.

Cette tumeur est franchement un lipome.

La mère ne s'est aperçue de cette tumeur que depuis quelque temps; mais, vu son volume, on peut dire qu'elle est congénitale.

On ne remarque pas de dilatations vasculaires, mais il existe un point bleuâtre qui montre l'existence d'une dilatation veineuse.

L'enfant porte à la face interne du coude gauche un petit nœvus cutané gros comme une lentille.

Opération. — Incision curviligne convexe en bas. On remarque immédiatement que la tumeur n'est pas limitée et qu'elle n'est pas enkystée. Elle se continue, d'une part, avec le pannicule graisseux sous-cutané qui en fait en quelque sorte partie et, d'autre part, avec la graisse des régions voisines.

J'ai extrait de cette graisse le noyau principal qui fait la tumeur.

Il est à remarquer en plus qu'il existe dans cette couche de graisse des vaisseaux en assez grande quantité, des veines en particulier. Quant à la graisse de la tumeur, elle a une consistance très molle.

Observation VIII

Névrose plexiforme congénitale de la nuque avec lipomes congénitaux et taches pigmentaires multiples. — Dr Albert Mouchet

(*Gazette hebdomadaire de Médecine et de Chirurgie*, 30 décembre 1900, Nᵃ 104, p. 1247)

Marie Wallard, âgée de 10 ans, entre le 19 août 1897 à l'hôpital Trousseau, dans le service de notre excellent maître M. le docteur A. Broca, pour une volumineuse tumeur de la nuque dont sa mère réclame l'ablation. Cette tumeur aurait été remarquée à la naissance : elle était située à ce moment au-dessous et à droite de la protubérance occipitale externe ; elle avait une consistance molle et le volume d'une noix.

C'est surtout à l'âge de trois ans que la tumeur a commencé à grossir progressivement ; l'enfant grattait souvent la peau à son niveau et l'excoriait ; quelques gouttes de sang ou de pus s'écoulaient.

Vers l'âge de six ans, une autre tumeur s'est développée à une certaine distance de la première, immédiatement derrière le pavillon de l'oreille droite, recouverte, comme la précédente, d'une peau normale et présentant la même consistance, la même indolence. Cette seconde tumeur s'est étalée peu à peu en arrière jusqu'à atteindre le pôle inférieur de la tumeur primitive qui s'est trouvée ainsi surélevée.

Ces tumeurs ont évolué sans le moindre phénomène réactionnel. L'enfant n'a eu qu'une maladie, la scarlatine, il y a deux ans ; mais elle a toujours été d'une santé délicate : peu d'appétit, de fréquents embarras gastriques ; sur les deux membres inférieurs des gommes tuberculeuses sous-cutanées multiples qui se sont ouvertes spontanément, et dont on voit, à l'heure actuelle, les cicatrices gaufrées et violacées.

La tumeur pour laquelle l'enfant est entrée à l'hôpital représente une sorte de chignon couvrant toute la partie droite de la nuque, entre l'apophyse mastoïde et la ligne médiane d'une part, et d'autre part, entre la ligne courbe occipitale supérieure et l'horizontale passant à deux travers de doigt au-dessus de l'apophyse épineuse de la 7ᵉ vertèbre cervicale. Il y a peu de cheveux à sa surface, en revanche la peau est recouverte de croûtes inpétigineuses dont la présence s'explique aisément par les lentes oui parsèment abondamment la chevelure voisine.

Très mobile sur les plans profonds, la tumeur semble faire corps avec la peau, difficile à pincer dans toute son étendue, sauf au point le plus saillant. Là, au lieu de la consistance uniformément mollasse qu'il percevait dans le reste de la tumeur, le doigt sent quatre ou cinq noyaux ovoïdes, très fermes, rappelant assez bien la forme et la consistance de ganglions lymphatiques hypertrophiés.

Au-devant de la tumeur, dans la région antérieure du cou, derrière le muscle sterno-mastoïdien dans son tiers supérieur, on sent de petites masses ovoïdes, de consistance analogue, qui semblent être aussi des ganglions lymphatiques hypertrophiés.

Dans toute l'étendue de la tumeur, aussi bien que dans les parties voisines, la coloration de la peau est normale, mais l'épaisseur paraît augmentée au niveau même de la tumeur. Indolence absolue à la palpation.

Le diagnostic porté est celui du *lipome congénital* avec *polyadénite* inflammatoire paraissant résulter de l'impétigo, causé par la présence de poux dans les cheveux de l'enfant.

Nous ajouterons qu'il existait sur le reste du corps diver-

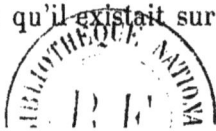

2

ses particularités intéressantes à signaler : une pigmentation
assez prononcée de la racine du bras gauche, et sur la partie
externe de ce bras une tumeur molle de consistance lipomateuse. Sur la face externe de l'avant-bras, du même côté,
dans sa moitié supérieure, on voit une tumeur analogue,
ovoïde, fortement pigmentée, recouverte de poils longs et
soyeux. Il s'agit évidemment d'un *angiolipome congénital*.

Sur tout le reste du corps, mais principalement sur les
membres inférieurs, on peut voir de nombreuses *taches
pigmentaires* qui ont la dimension d'une pièce de 50 centi-
mes. Il n'y a guère que la face, les mains et les pieds qui
soient indemnes. Partout ailleurs la peau est parsemée de
taches pour le moins punctiformes, d'une coloration café au
lait caractéristique.

Une ablation de la tumeur est décidée et pratiquée par
nous le 20 août 1897. Une incision elliptique est tracée dans
le plan vertical autour de la tumeur, et on tente d'enlever
celle-ci avec la peau qui la recouvre, mais je m'aperçois que
cette tumeur mollasse tient dans la profondeur par une
sorte de pédicule qui fait corps avec la partie la plus saillante d'apparence ganglionnaire. La section de ce pédicule
est celle d'un tissu aréolaire, blanc rosé, d'où s'écoule en
nappe une certaine quantité de sang. J'embranche sur une
des lèvres de l'incision elliptique une longue incision horizontale, de façon à me donner du jour. La tumeur s'enfonce
sous le muscle trapèze du côté droit qui s'étale à sa surface.

Son aspect est tout à fait particulier ; on dirait une masse
de *cordons blanchâtres*, enroulés sur eux-mêmes, noyés dans
une trame ferme qui les sépare çà et là en *lobules* distincts.
Ces cordons se diffusent de tous les côtés ; par places ils
sont entourés d'une gaîne qui semble permettre leur énu-
cléation, mais ils se divisent en réalité à l'infini, et quand
on a enlevé quelques amas lobulés, il reste encore des pro-

longements à extirper. Ceux-ci s'insinuent entre les faisceaux du muscle trapèze, sur la face externe de la mastoïde, sous le muscle sterno-mastoïdien droit, au contact des gros vaisseaux du cou. La variété d'aspect de cette tumeur aréolaire dans son ensemble est son caractère dominant : amas de cordons anastomosés dans la plus grande étendue, elle est formée çà et là d'un tissu uniformément spongieux et friable, ailleurs de masses renflées en forme de longues olives avec prolongements effilés aux deux extrémités.

Pendant toute cette extirpation très laborieuse, il s'écoule des divers points de la tumeur une quantité de sang très notable qu'il est difficile d'arrêter ; impossible aussi de trouver un plan de clivage ; ce fait, joint à la diffusion extrême de la tumeur autour des gros vaisseaux du cou, nous engage à ne pas pousser plus loin une extirpation très laborieuse. Celle-ci reste donc forcément un peu incomplète; nous avons laissé sous le sterno-mastoïdien droit quelques prolongements de la tumeur principale. Ligatures des vaisseaux à la soie ; drainage avec une mèche de gaze iodoformée dans la partie la plus déclive de la plaie. Sutures à la soie.

Dans l'après-midi, l'enfant est un peu faible, le pouls est fréquent et petit, facies pâle, température normale ; nous prescrivons des injections sous-cutanées de sérum ; un demi-litre seulement est injecté.

Pas de température les jours suivants. Le visage a repris dès le lendemain matin une coloration rosée, et l'état général est excellent.

La mèche de gaze est enlevée le deuxième jour, les fils le huitième. Réunion *per primam*. On sent en avant, derrière le muscle sterno-mastoïdien droit, une petite masse un peu lobulée qui représente la portion de tumeur diffusée autour des vaisseaux carotidiens que nous n'avons pas extirpée. On voit plus en arrière, sous la cicatrice de l'incision horizontale, une tuméfaction pseudo-fluctuante qui nous fait craindre, malgré l'absence de rougeur de la peau, une suppuration sous-cutanée; une exploration à la sonde cannelée nous montre qu'il s'agit seulement d'un épaississement de la peau, dont la consistance œdémateuse est presque fluctuante.

L'enfant quitte l'hôpital le quinzième jour, et nous ne la revoyons plus que le 25 mars 1900, soit deux ans et neuf mois après l'opération. A ce moment, elle demande son admission à l'hôpital Trousseau pour une incision qui lui a été faite à la nuque à l'hôpital Saint Michel. Un chirurgien de cet hôpital a incisé une petite tumeur de la nuque qu'il avait prise pour un abcès; à sa grande surprise, il n'a vu sourdre que du sang.

Ces renseignements m'intéressèrent, mais ne m'étonnèrent pas; la petite tumeur incisée par le chirurgien de Saint-Michel n'était autre que la masse, grosse comme un œuf de pigeon, qui restait sous la cicatrice de l'opération primitive quand l'enfant a quitté Trousseau, il y a près de trois ans; cette masse n'a pas augmenté de volume.

Nous sentons à l'extrémité inférieure de la cicatrice deux petits nodules gros comme des poids, et le long du bord postérieur du muscle sterno-mastoïdien une petite traînée lobulée. Ce sont les restes de la tumeur primitive qui n'avait pas pu être extirpée en totalité. Comme on le voit, l'état local de cette enfant ne différait absolument pas de celui qu'elle présentait à sa sortie de l'hôpital Trousseau, près de trois ans auparavant. Les fragments de tumeur laissés en place lors de l'intervention première n'ont pas augmenté de volume; ils sont restés stationnaires.

L'examen microscopique de la tumeur extirpée par nous a été confié à notre collègue et ami Macaigne, qui l'a trouvée constituée presque uniquement par des *fibres ner-*

veuses (un très petit nombre à myéline ; *la plupart étaient des fibres de Remak*) enfouies dans un *tissu conjonctif*, renfermant peu de cellules conjonctives et peu de vaisseaux.

OBSERVATION IX

Thèse de Lachaud (1883). Résumé.

Le 5 janvier, on apporte à l'hôpital Trousseau, dans le service de Lannelongue, la nommée J. K..., âgée de quatre jours.

Le père et la mère sont forts et bien constitués.

La petite fille portait, à sa naissance, à la région sacro-coccygienne, une tumeur du volume d'une petite orange. Cette enfant est atteinte d'un ictère assez grave, elle est chétive, faible, mais bien conformée d'ailleurs. S'étendant en hauteur depuis le sacrum au niveau de son union avec le coccyx, jusqu'en arrière vers le tiers supérieur des cuisses, la tumeur a 7 centimètres dans ce sens, et dans le sens latéral empiètant sur chaque fesse. elle mesure 9 centimètres Elle se présente sous la forme d'une tumeur médiane à peu près libre. Bilobée dans sa partie la plus saillante qui est libre, elle est implantée à sa base par un large pédicule. C'est un très vaste appendice surajouté aux fesses, prolongeant le tronc et venant tomber en arrière sur les cuisses. L'anus occupe sa place normale, il est placé en avant de la tumeur, à 7 centimètres de son sommet.

La tumeur est symétrique. Elle présente, sur la ligne médiane, un sillon qui se continue en haut avec une dépression médiane placée au-dessus d'elle. De chaque côté, existent deux lobes bifides à leur sommet.

La peau qui recouvre la tumeur est normale, elle présente

au niveau du lobule gauche une cicatrice assez large. Sa couleur est absolument celle de la peau des autres régions; elle présente cependant sur le sommet deux taches vasculaires, l'une à droite, l'autre à gauche, celle-ci plus étendue et couleur plus lie de vin que celle-là. Son épaisseur varie sur certains points. Par places, elle adhère intimement aux couches sous-cutanées; dans d'autres endroits, au contraire, elle est parfaitement mobile. La tumeur est assez mobile sur les parois profondes, principalement au niveau des fesses, où elle peut jouer parfaitement sur les muscles. Mais, sur la ligne médiane, on sent, sur sa base, comme un pédicule qui la rattache au coccyx et qui limite sa mobilité dans le sens transversal et antéro-postérieur. Sa consistance est en général molle, mais inégale dans les points où on l'examine. Elles se composent de lobes distincts et paraissant indépendants. Deux sont fluctuants, mais ne communiquent pas entre eux; les autres lobes sont constitués par une consistance plus ferme, comparable à celle d'un tissu cellulo-adipeux assez dense. On n'y sent pas de battements, l'auscultation ne révèle aucun bruit anormal, la tumeur n'est ni réductible, ni transparente, et les cris de l'enfant n'augmentent pas son volume.

L'enfant, trop faible, ne peut être opérée et M. Lannelongue la revoit le 26 décembre. La tumeur a augmenté. Diamètre transversal : 14 centimètres. Diamètre antéro-postérieur : 11 centimètres. Opération.

OBSERVATION X
(Thèse de Sénac, 1884).

H. L..., âgée de douze ans, affectée d'une tumeur congénitale de la région de la hanche du côté gauche, est admise dans la clinique de Rostock.

La région de la hanche du côté gauche est le siège d'une tumeur globuleuse fluctuante, partagée en trois lobes; deux postérieurs et l'autre antérieur, beaucoup plus volumineux. Elle s'étend sur le sens vertical du ligament de Poupart et à la crête iliaque à trois ou quatre travers de doigt au-dessous du grand trochanter et dans le sens antéro-postérieur de la symphyse sacro-iliaque gauche, à deux centimètres en dehors de l'artère fémorale. La peau, intacte, glisse sur la tumeur. Cette dernière, très mobile dans l'état de flexion de la cuisse, ne l'est que très peu pendant l'extension.

La fluctuation, très nette, fait d'abord penser à un kyste. Aussi pratique-t on, sous le chloroforme, trois ponctions exploratrices qui donnent issue à du sang. Ces ponctions sont suivies d'une incision exploratrice. Après division de la peau du lipome du tissu cellulaire sous cutané, de l'aponévrose, d'une mince couche musculaire et enfin d'une membrane fibreuse assez épaisse, on arrive sur une masse adipeuse qui ne laisse aucun doute sur le diagnostic lipome.

L'extirpation est alors pratiquée. Au moyen de deux incisions convergentes, embrassant toute l'étendue de la tumeur, on fend d'un seul coup toutes les parties molles ainsi que la capsule.

La tumeur envoie, à travers la grande échancrure sciatique, un prolongement que l'on enlève avec précautions, à cause du voisinage du péritoine. La tumeur une fois extirpée, on aperçoit au fond de la plaie l'os iliaque, l'articulation de la hanche, presque toute la moitié gauche du bassin, recouverte seulement de son périoste. Points de suture. Drain occupant le sommet de la plaie. Pansement de Lister. La tumeur, plus grosse qu'une tête d'enfant, pèse 2.300 grammes. Consistance très molle. Peu de tissu conjonctif interstitiel. Guérison.

Observation XI

Lipôme calcifié congénital (Thèse de Juda. p. 25)

La nommée R. . habite les environs d'Avignon ; son père est mort à 75 ans d'une pneumonie, sa mère vit encore, ses frères et sœurs sont tous bien portants. R... n'a jamais été sérieusement malade. Mariée à vingt ans, elle mit au monde un enfant qui ne put jamais téter et mourut d'athrepsie à l'âge d'un mois. Fait digne de remarque : l'enfant avait, dit-on, sur la tête, la tumeur que la mère portait sur les fesses.

Cette tumeur de la femme R. est congénitale. Grosse comme une aveline au moment de la naissance, située alors sur la ligne médiane du sacrum, elle fut prise d'abord pour un spina-bifida. Développée d'une façon régulière, mais sans rapport direct avec les diverses fonctions physiologiques qui ont toutes évolué normalement, elle a toujours été caractérisée par une indolence complète.

Peu à peu, ce qui n'était qu'une gêne plus ou moins grande a fini par devenir incompatible, sinon avec la vie, du moins avec l'existence.

A cette heure, la tumeur représente une masse ovoïde ou piriforme à grande extrémité dirigée au dehors; partant de l'épine iliaque antérieure et supérieure gauche, elle s'étend transversalement sur une longueur de 47 centimètres sur toute la région fessière gauche et en grande partie sur la région fessière droite; elle mesure à peu près 25 centimètres en hauteur et en profondeur. La peau qui la recouvre est parfaitement saine ; les veines sous-cutanées sont seulement un peu dilatées. La mobilité sur les parties sous-jacentes est facilement appréciable ; mais aucun battement sensible n'est perçu au lieu d'implantation, qu'il est impossible, d'ailleurs, de délimiter exactement. A la palpation, on est tout étonné de reconnaître, au milieu de parties molles mais résistantes, trois grosses masses séparées par deux petits sillons, d'une consistance manifestement osseuse.

Si maintenant l'idée de spina-bifida était facilement rejetée, cette conclusion ne rendait pourtant pas le diagnostic plus facile. Avait-on affaire à une inclusion fœtale ou une néoplasie particulière ? L'opération seule pouvait lever tous les doutes ; comme elle était impérieusement réclamée, en l'absence de toute contre-indication formelle et en considération des conditions hygiéniques du milieu, qui étaient excellentes, elle fut fixée au jeudi 19 octobre 1882.

J'ai décrit une incision semi-elliptique sur la partie supérieure, de manière à avoir un lambeau qui ne représentât pas exactement la surface à recouvrir. Quittant le couteau, j'ai dû placer cinq pinces hémostatiques. Décrivant ensuite une incision analogue sur la partie inférieure, je parvins ainsi à circonscrire toute la tumeur. Deux nouvelles pinces sont placées, et une dissection assez longue quoique facile, a finalement raison de cette masse énorme qui se détache au soulagement de chacun.

Les artères liées, la toilette de la plaie achevée, je rapproche les lambeaux qui se trouvent un peu courts, je les fixe par dix points solides de suture, disposés de manière à réaliser une compression vigoureuse sur tout leur parcours, et je fais sur un léger sillon qu'ils interceptent un simple pansement à plat.

Les suites de l'opération ne méritent pas de mention spéciale.

Une fièvre traumatique (150 pulsations) se déclare incontinent pour se calmer progressivement au fur et à mesure que la cicatrisation s'opère. Quatre jours après, l'opérée était hors de danger. Dix jours après, la réunion immédiate était assurée.

La tumeur a pesé 5.540 grammes. Point d'enveloppe kystique, point de cavité intérieure, pas la moindre complexité anatomique. C'était toujours invariablement le même tissu, tissu adipeux de couleur blanc jaunâtre qui ternissait la lame du scalpel ; cette graisse, déposée molécule à molécule, était emprisonnée, sous forme de petits lobules, dans une trame de tissu conjonctif dont les cellules plasmatiques avaient déjà subi un commencement de dégénérescence crétacée. C'est ce qu'indiquait la couleur nacrée du tissu conjonctif, mais surtout le cri que faisait entendre le scalpel qui le traversait.

La réunion de tous ces petits lobules constituait des lobes de grosseur variable, réunis alors par une enveloppe cellulaire plus ou moins lâche, dans les plis de laquelle on reconnaissait les vaisseaux qui assuraient l'entretien et le développement de la tumeur.

Ces lobes étaient au nombre d'une quinzaine. Ce qui leur donnait un intérêt particulier, c'était la présence, dans leur intérieur, de petits îlots de volume différent et de consistance variable. Dans les uns, de la grosseur d'un pois, le dépôt crétacé formait une légère croûte sous laquelle se trouvait un liquide lactescent assez abondant, qui rappelait un peu la matière sébacée ; dans les autres, d'un volume moyen, la couche enveloppante était assez dure et assez épaisse à la fois ; le contenu, d'un volume sensiblement égal au contenant, avait une consistance franchement caséeuse ; les derniers, enfin, du volume généralement d'un œuf de pigeon, étaient complètement constitués par du tissu calcifié avec quelques rares vacuoles au centre remplies d'une espèce de mastic ou mieux de dépôt terreux.

La masse centrale, la charpente de la tumeur sur laquelle la palpation faisait reconnaître les deux petits sillons sont un produit pathologique aussi rare que curieux par son volume, qui est considérable et son poids, qui atteint 1.300 grammes, mais force est d'avouer que sa nature est la même que celle d'un des derniers îlots que j'ai décrits.

En résumé, cette tumeur énorme était constituée par du tissu graisseux qui représentait les trois quarts de son volume et par une matière ossiforme qui représentait les trois quarts de son poids

L'acide osmique a donné à la cellule adipeuse sa réaction caractéristique ; le microscope n'a jamais fait découvrir, si fine que fût la coupe transversale de l'îlot, ni ostéoplastes, ni canicules de Havers.

Il n'était pas besoin, à coup sûr, d'une nouvelle preuve pour démontrer la facilité avec laquelle le tissu graisseux obéit à la loi d'hétérotopie plastique ; il y a peut-être quelque intérêt à apprendre que son incrustation, pour ne pas dire son envahissement par les sels calcaires, ne contredit nullement cette loi.

OBSERVATION XII

Personnelle. (Thèse JUDA)

Alfred Haly, âgé de 11 ans, entré le 21 juin 1884 dans le service de M. le professeur Verneuil à la Pitié, salle Michon, n° 4 *bis*.

Il y a quatre ou cinq ans que les parents s'aperçurent qu'il portait une tumeur à la fesse gauche, vers la partie inférieure au niveau de sa jonction avec le périnée. La ponction exploratrice n'amena qu'une gouttelette de sang.

Cependant la tumeur s'accroissait et elle avait envahi complètement le périnée et constituait en même temps qu'une gêne une difformité choquante. C'est à ce moment-là, juin 1884, que l'enfant est ramené auprès de M. Verneuil, qui l'admit dans la salle de la Pitié.

La tumeur a son siège au périnée, où elle proémine à la façon d'un éperon soulevant les téguments, refoulant le scrotum en haut et en avant. A sa partie supérieure, elle file sous les muscles et se termine d'une façon insensible dans la région fessière. Vers son milieu, cette tumeur est à sa surface comme segmentée par une sorte d'étranglement lâche qui la partage ainsi en deux lobes : l'un très apparent périnéo-scrotal ; l'autre du côté de la fesse et de la fosse ischio-rectale. La peau est saine, distendue, sans avoir perdu ses caractères normaux, elle glisse facilement sur toute la surface du néoplasme et nulle part n'offre de sensibilité de rougeur, ni de signe quelconque d'envahissement ou d'inflammation. La consistance est uniformément molle et l'on peut même dire fluctuante. L'état général est tout à fait satisfaisant.

La fluctuation ayant paru évidente, indiscutable, on en vint à contester les résultats de la ponction antérieure et il fut décidé qu'on y aurait de nouveau recours. Cette fois, le résultat fut négatif. Il fallut bien se rendre à l'évidence. Alfred Haly était porteur d'une tumeur solide et ce ne pouvait être qu'un lipome.

Opération le mercredi 9 juillet. Le 16 août, Haldy sortait des salles de la clinique complètement guéri.

L'examen histologique de la tumeur a confirmé ce que la vue en apprenait. Il s'agit d'un lipome pur lobulé ; aussi peut-on assurer que notre petit malade est à l'abri de toute récidive.

Observation XIII

LANNELONGUE.— Angiome congénital lipomateux et conjonctif de la région du dos.

Le 3 janvier, on apporte à l'hôpital une fillette de 14 mois, qui présente à la partie supérieure et médiane du dos une tumeur de la grosseur d'une mandarine.

On reconnaît tout de suite qu'elle est érectile ; car elle présente des villosités nombreuses à la surface de la peau ; de plus, elle n'a aucun rapport avec les parties profondes et elle glisse sur les muscles de la région. La consistance de cette tumeur est molle comme celle d'une éponge imprégnée de liquide ; mais elle n'est pas réductible. On reconnaît que c'est un angiome simple, car elle ne présente pas de grosses veines dilatées ; de plus, la tumeur est lobulée et présente cette apparence qu'on trouve dans le lipome mou.

D'après les renseignements fournis par la mère, ce n'était qu'une petite tache apparue à la naissance et qui s'est développée petit à petit.

Pour toutes ces raisons, la tumeur sera extirpée.

Opération. — Extirpation de la tumeur avec le bistouri, en laissant adhérente à la tumeur une partie de la peau affectée de masses. La dissection est très simple, on tombe d'abord sur un tissu adipeux lobulaire ; puis, à la partie profonde, on trouve un réseau vasculaire important, composé de veines et de quelques artérioles. On arrête quelques hémorragies à l'aide du thermo-cautère et d'une ou deux ligatures, puis on fait deux points de suture, réunissant les lèvres de la plaie entre lesquelles on laisse un petit drain. Pansement à l'acide borique.

Observation XIV

Lannelongue. — Affection congénitale complexe. Lipome diffus du thorax du membre supérieur gauche et de la région sus-claviculaire gauche.

Enfant mâle venu au monde avec les mêmes lésions qu'il présente aujourd'hui, avec cette différence cependant que les lésions ont grossi depuis lors lentement et progressivement.

Etat actuel. — Il existe sur la partie latérale gauche du thorax et sous l'épaule une tumeur pendante allant depuis la clavicule jusqu'à l'omoplate en arrière et descendant à côté du mamelon. Cette tumeur forme un gros coussin sous le bras qui s'applique sur elle. On remarque, en outre, une deuxième tumeur dans la région sus-claviculaire sous le trapèze qu'elle soulève et qui est contracturé. On ne peut trouver entre ces deux tumeurs de lien de continuité, mais il est probable qu'elles sont identiques.

La première tumeur du thorax présente des mamelons séparés par des dépressions en godet. Elle est molle, lobulée. C'est manifestement un lipome diffus. On trouve des globules de graisse sous la peau adhérente et amincie.

La deuxième tumeur est plus profonde. ne présente pas les mêmes caractères; elle est plus tendue, plus lisse. Je pense qu'elle communique avec la première en passant sous la clavicule et l'omoplate. La graisse sous-deltoïdienne en avant est plus large, plus considérable. De même, la graisse sous cutanée de l'avant-bras et du bras est plus épaisse.

Au côté externe du bras, en suivant les vaisseaux, on trouve de petits lobules analogues aux lobules de la tumeur axillaire également adhérents à la peau et s'arrêtant au niveau du coude.

Il est évident que ces tumeurs sont constituées par le même tissu, le tissu graisseux. Mais est-ce bien ce tissu qui a été l'origine de la tumeur.

On peut remarquer dans la région cervicale une légère couleur bleuâtre bien qu'il n'y ait pas de réductibilité, car on peut se demander si primitivement la tumeur n'a pas été érectile.

Dimensions circulaires des deux membres supérieurs:

Membre supérieur gauche :

Avant-bras : Extr. inf. circonf......... 11 c. 4
            Partie moyenne........... 15 c.
            Coude.......... .... 13 c 5
Bras : (Partie moyenne).. .... 13 c.
De l'aisselle au-dessus de l'épaule........ 18 c.

Membre supérieur droit :

Avant-bras : Extr. inf. circonf......... 10 c.
            Partie moyenne........... 14 c.
            Coude................. 15 c.
Bras : (Partie moyenne).......... 12 c 5
De l'aisselle au-dessus de l'épaule .... .. 16 c.

Circonférence du tronc au niveau de la partie moyenne de la tumeur: 0.44 cm. dont 24 cm. pour la moitié latérale gauche, siège de la tumeur.

Antécédents du côté des parents. — Rien du côté de la mère et du père. Trois enfants. Le premier mort trois semaines avant terme, le second deux mois après sa naissance d'une espèce d'entérite.

Le troisième, qui fait le sujet de cette observation, ne présente rien d'anormal.

Pendant sa grossesse, la mère n'a eu aucune douleur, ni aucune maladie.

Depuis quinze jours, la tumeur cervicale a pris quelque développement; un globule nouveau paraît s'y être ajouté.

OBSERVATION XV

LANNELONGUE. — Lipome diffus placé au-dessous de la rotule droite congénitale

Un enfant de 9 ans est conduit le 6 juillet 1880 à l'hôpital, avec les renseignements suivants :

On nous raconte qu'à l'âge d'un an il se déclara un gonflement dans la région malade. Ce gonflement ne préoccupa pas.

Plusieurs fois jusqu'à aujourd'hui il a été reconnu, et enfin aujourd'hui l'enfant est dans l'état suivant :

Membres inférieurs égaux en volume. Squelette et articulations intacts. L'enfant n'a jamais boité ni souffert.

Au dessous de la rotule droite, il existe une tumeur descendante jusqu'à l'union du quart supérieur de la cuisse avec les trois quarts inférieurs.

De chaque côté, cette tumeur va d'une face latérale à l'autre de la jambe. Les limites en sont vagues, constituées par un léger bourrelet qui la sépare des parties saines. Au toucher, elle présente une consistance molle, sans noyau comparable à celle de la graisse. En effet, quand on cherche à reconnaître ses rapports avec la peau, on détermine la formation d'un très grand nombre de saillies et de godets comme on le voit dans le lipôme.

Cette tumeur est large, aplatie et un peu mobile sur les parties profondes. Toutefois, on ne saurait affirmer qu'elle n'adhère pas à la capsule fibreuse du genou. Elle n'a rien de commun avec le ligament rotulien, car lorsqu'on fait contracter le triceps, la tumeur conserve toute sa mobilité.

En résumé, lipome et probablement lipome congénital.

OBSERVATION XVI

M. Kirmisson présente à la Société de Chirurgie, le 21 juin 1893, une petite fille d'un an qui présente une tumeur dans la région du dos. Voici l'observation telle que M. Kirmisson la rapporte dans son *Traité des maladies chirurgicales d'origine congénitale :*

« Au moment de la naissance, dit la mère, la tumeur était grosse comme la moitié d'un œuf et siégeait au niveau de l'omoplate droite sans communication avec le rachis, dont le médecin a constaté l'occlusion parfaite. Immédiatement la tumeur a commencé à grossir, mais c'est surtout depuis trois mois qu'elle a pris un grand développement ; actuellement l'enfant porte à la région du dos une énorme tumeur qui s'étend dans le sens vertical depuis la première vertèbre dorsale jusqu'à la dernière vertèbre lombaire ; elle mesure 25 centimètres de hauteur. Dans le sens transversal elle dépasse en dehors les deux omoplates et s'avance jusqu'à la paroi postérieure du creux axillaire. Elle n'est pas symétriquement développée, mais plus volumineuse du côté droit. Elle présente à sa surface des dépressions qui lui donnent un aspect bosselé. Toutefois il n'est pas possible de déceler dans son intérieur l'existence de lobules bien circonscrits tels qu'on les trouve dans les lipomes encapsulés. Elle est partout d'une consistance mollasse, uniforme. L'enfant ne présente aucuns phénomènes parétiques ; les membres inférieurs sont parfaitement sains. Nous concluons à l'existence d'un lipome diffus. A la Société de chirurgie où nous avons présenté l'enfant, les avis ont été partagés : certains de nos confrères penchant pour un lipome, d'autres se prononçant en faveur d'un lymphangiome. Ces hésitations permettent de se rendre un compte exact de la consistance de la tumeur. De même au point de vue du traitement si quelques-uns de nos collègues se prononçaient pour l'intervention, d'autres la déconseillaient formellement.

Je me suis décidé à intervenir en adoptant le principe des opérations successives ; je suis ainsi arrivé à enlever la presque totalité de la tumeur ; l'examen histologique a montré que nous avions affaire à un lipome pur.

La première opération a eu lieu le 20 novembre 1893. Une incision verticale de 15 centimètres de longueur environ est pratiquée sur la partie moyenne de la tumeur. Le bistouri tombe sur du tissu adipeux ; on essaie à plusieurs reprises d'isoler le néoplasme de la peau et des parties profondes, mais nulle part on n'arrive à rencontrer une enveloppe capsulaire. On doit déchirer la tumeur avec les doigts ou la disséquer au bistouri, ce qui amène la rupture de petits vaisseaux sur lesquels on pose des pinces hémostatiques. La masse superficielle de la tumeur étant enlevée, on aperçoit, dans le fond de la plaie le bord supérieur du grand dorsal de teinte graisseuse jaunâtre.

L'aponévrose d'enveloppe des muscles spinaux est incisée et l'on voit le lipome fuser profondément vers la colonne vertébrale. En présence de cette constatation, on reconnaît l'impossibilité de pratiquer une extirpation complète ; on excise un lambeau elliptique de peau surabondant : on touche la plaie avec l'alcool et on la suture aux crins de Florence après interposition de deux drains adossés en canons de fusil double. Le pansement est fait à la vaseline boriquée. Malgré une suppuration assez abondante par les drains, la cicatrisation s'est produite sans incident.

Dans cette première opération, nous nous étions appliqué
à enlever surtout la moitié droite de ce vaste lipome ;
l'année suivante, le 25 mai 1894, une seconde opération
est faite, portant surtout sur la partie gauche de la tumeur.
On fait une incision médiane passant par la cicatrice de la
première opération, mais la dépassant par en haut et par
en bas. On tombe comme la première fois sur un tissu
graisseux diffus au milieu duquel il est absolument impossible de tracer les limites du néoplasme. Une masse assez
volumineuse du tissu adipeux est enlevée, soit avec le
bistouri, soit avec le ciseau. On arrive ainsi sur l'aponévrose
et l'on sort des lobules graisseux infiltrés au-dessous du
feuillet aponévrotique dans l'épaisseur des muscles spinaux.

En haut, il y a également une infiltration adipeuse
dans l'épaisseur des fibres du trapèze. On enlève une faible
partie de ce tissu adipeux sous-aponévrotique en évitant de
poursuivre trop loin la direction dans la profondeur.

La plaie est touchée à la solution phéniquée forte et
suturée, comme la première fois, aux crins de Florence après
interposition d'un drain. La guérison s'est produite rapidement.

L'enfant rentra une troisième fois dans notre service, le
20 mars 1895, à l'âge de 3 ans par conséquent. Il reste
encore deux lobes assez volumineux de la tumeur, dont l'un
siège sous la partie latérale droite du tronc, l'autre à la base
du cou. Ces lobes présentent les mêmes caractères que pré-
cédemment, c'est-à-dire mollesse et diffusion ; l'enfant tous-
sant beaucoup, l'opération dut être différée jusqu'au 22 avril
1895. Incision longitudinale sur la ligne médiane du dos de
20 centimèt. de longueur environ, comprenant toute l'étendue des cicatrices antérieures, qui sont enlevées en même
temps qu'une tranche elliptique de la peau. Comme les
deux fois précédentes, on tombe sur un tissu graisseux

diffus qu'il est impossible de distinguer du tissu cellulaire sous-cutané. Soit avec le bistouri, soit avec les ciseaux, on excise autant que possible ce tissu adipeux dont on ne parvient pas à tracer les limites : on est obligé à chaque instant de tendre la peau sur l'extrémité des doigts de façon à être certain ne pas la perforer.

La dissection donne lieu à la création d'une cavité énorme. On termine l'opération par la suture avec drainage de la plaie. L'enfant guérit rapidement, et au moment où elle quitte l'hôpital. le 1er juillet 1895, elle ne conservait plus que des traces insignifiantes de son ancienne difformité. Malheureusement, nous l'avons perdue de vue depuis lors.

Observation XVII

Bastien. *Bull. de la Soc. Anat.* 1854, p. 349

Un porteur d'eau âgé de 25 ans entre dans le service de Laugier pour une tumeur de la partie antérieure de la langue existant depuis la première enfance et probablement congénitale. — A 15 ans elle avait le volume d'un noyau de cerise ; elle a depuis acquis la grosseur d'un œuf de pigeon. Fluctuante dans une portion, elle offre dans une autre un noyau d'une dureté pierreuse. L'extirpation ayant été pratiquée, on trouva une tumeur complètement encapsulée, composée de tissu fibreux, de tissu graisseux et de masses calcaires.

Observation XVIII

Jallet, de Poitiers *Gazette des hôpitaux*, 1867, p. 194

Fillette de 12 ans portant deux énormes lipomes situés l'un sur le dos, l'autre sur le cou. Celui du dos avait le volume d'une noix à l'âge de quatre mois. Il acquit plus

tard des dimensions énormes; sa circonférence mesurait
80 centimètres au moment de l'opération. Le lipome du cou,
apparu plus tard, était moins gros; il avait cependant encore d'assez vastes proportions: sa circonférence atteignait
40 centimètres.

L'extirpation du lipome dorsal démontra qu'il était sous-
jacent au trapèze et au rhomboïde et qu'il se prolongeait
par un pédicule profond dans la gouttière rachidienne jusqu'au-devant de la colonne vertébrale, si bien que l'on fut
obligé de sectionner ce pédicule. Cette opération, qui avait
nécessité une très large incision, causa une hémorragie très
abondante suivie de la mort de l'enfant.

Observation XIX

Holmes. Thérapeutique chirurgicale des Maladies des Enfants, p. 603

Petite fille de 10 ans, portant un énorme lipome aperçu
dès l'âge de 18 mois, occupant à la fois le creux sus-claviculaire et l'aisselle.

L'extirpation fut pratiquée avec difficulté, un prolongement s'engageant vers l'aisselle, en suivant les vaisseaux
sous-claviers et le plexus brachial. La dissection de certains
nerfs qui traversaient le lipome fut même nécessaire; l'artère sous-clavière et le plexus brachial étaient en rapport
intime avec la surface de la tumeur.

Guérison.

Observation XX

Lipome abdominal congénital. Observation communiquée par M. Voillemier.
à l'Académie de Médecine

Marguerite Hack, âgée de 16 ans, est entrée à l'hôpital Saint-Louis le 27 septembre 1874.

Elle porte, depuis son enfance, sur la paroi antérieure et inférieure droite de l'abdomen une tumeur énorme dont le pédicule a 83 cm. de tour. Cette tumeur a la consistance des lipomes, la peau qui la recouvre est hypertrophiée sans changement de couleur, ayant perdu sa sensibilité dans une grande étendue.

Le 3 décembre, M. Voillemier enleva cette tumeur. Après avoir circonscrit un lambeau de peau malade en faisant deux incisions elliptiques, il disséqua le lipome de dedans en dehors. Mais, arrivé sur la paroi abdominale, il ne rencontra pas le muscle droit de ce côté. Il n'existait qu'une aponévrose peu résistante, présentant de très larges ouvertures qui auraient permis aux intestins de faire saillie en dehors si on ne les eût contenus avec la main. Ainsi la tumeur reposait directement sur le péritoine dans plusieurs points. La dissection fut poursuivie en dehors où les parois abdominales existaient intactes et la tumeur fut enlevée. On avait été obligé de lier douze vaisseaux assez volumineux. La plaie fut réunie à l'aide de points de suture séparés ; on laissait à la partie la plus déclive une ouverture pour l'écoulement des liquides.

La jeune fille est complètement guérie.

Observation XXI

Fr. Taylor. Trans. of the pathol. Soc. of London, 1877 Wbr. Kvin, p. 286.

Fillette de 4 ans, portant au cou un volumineux lipome diffus et produisant depuis 15 mois des troubles de la déglutition. L'aspect extérieur était celui d'un goître volumineux bilatéral ; mais de plus la paroi postérieure du pharynx était soulevée par une tumeur ovalaire, molle, obscurément fluctuante, et les carotides étaient projetées en avant de leur place normale. Les caractères peu ordinaires de cette tumeur ne suffisant pas pour établir un diagnostic, on fit une ponction exploratrice dont le résultat fut négatif. L'enfant succomba à l'opération de la trachéotomie ; à l'autopsie, on trouva en arrière du pharynx un vaste lipome étendu depuis la base du crâne jusqu'à la première vertèbre dorsale, partout encapsulé et développé dans le tissu conjonctif rétro-pharyngien. La partie médiane était déprimée par le pharynx et l'œsophage ; les parties latérales faisaient saillie en avant de chaque côté du cou.

Observation XXII

Extraite des maladies chirurgicales d'origine congénitale. (Dr Kirmisson)

A la fin de 1897, M. le professeur Masse, de Bordeaux, a publié un exemple de lipome diffus congénital de la paroi thoracique (*Gazette hebdomadaire des sciences médicales de Bordeaux*, 28 nov. 1897, n° 48). L'enfant fut présenté à M. Masse 25 jours après la naissance, il portait à deux doigts au-dessous du sein gauche une petite tumeur de forme

hémisphérique du volume d'une demi-mandarine. La peau
avait sa coloration normale ; là tumeur était molle, elle
présentait même une fausse fluctuation ; mais une ponction exploratrice ne donna issue qu'à un peu de sang.

L'extirpation proposée à ce moment fut rejetée.

Mais, neuf mois après, vers l'âge de 10 mois par conséquent,
la tumeur était devenue assez volumineuse pour former une
saillie hémisphérique aussi grosse qu'une moitié de tête
d'enfant. Elle était étendue entre le sternum et la ligne
axillaire du côté gauche. Elle s'étendait en hauteur entre le
mamelon gauche et le bord inférieur des fausses côtes, sa
hauteur était de 19 cm. et sa largeur de 27 cm.

Observation XXIII

LANNELONGUE et MÉNARD. — Affections congénitales

Poncet (de Lyon) a rencontré chez une femme âgée de
62 ans, affectée d'ailleurs d'un carcinome du sein, un lipome
congénital de la langue. Ce lipome, situé sur la face dorsale
de la partie moyenne de cet organe, présentait « l'aspect
d'une langue surnuméraire ». Il n'avait déterminé aucune
espèce de gêne de la respiration, de la mastication, de la
déglutition ni de la parole. La malade affirmait très énergi-
quement qu'elle portait cette tumeur depuis sa naissance.

La mort étant survenue à la suite d'un cancer du sein,
l'examen direct du lipome put être fait.

La tumeur occupait la partie médiane du dos de la langue,
à 7 ou 8 millim. en avant du V lingual. Du volume d'un
œuf de pigeon, elle offrait une forme régulièrement arron-
die et une coloration jaunâtre ou rosée en certains points à
cause de la présence de petits vaisseaux. « Par une coupe

verticale, on voyait que le néoplasme s'était développé dans le tissu cellulaire sous-muqueux, qu'il était adhérent à la muqueuse et au tissu cellulaire sous-muqùeux. » La partie centrale était constituée par un gros lobule graisseux, environné d'un tissu fibroïde jaunâtre assez dense. L'examen histologique montre « une trame fibreuse disposée en faisceaux et en travées assez denses, renfermant une très faible quantité d éléments cellulaires et circonscrivant par leurs anastomoses des îlots à contours arrondis ayant des dimensions variables. Chacun de ces îlots était rempli par une masse de cellules adipeuses pourvues de leur capsule propre, toutes accolées les unes aux autres et comme déformées par leur pression réciproque. Dans quelques-unes de ces vésicules adipeuses, la margarine s'est cristallisée en aiguilles rayonnant du centre à la périphérie. De rares vaisseaux se distribuent à la tumeur, en suivant le trajet des faisceaux fibreux. »

OBSERVATION XXIV

(Personnelle)

Due à l'obligeance de M. le professeur ESTOR

Marius B .., 14 ans, demeurant à Gras (Ardèche .

Antécédents héréditaires. — Père et mère bien portants. Un frère mort de méningite. Sœur morte à 20 ans de maladie inconnue.

Antécédents personnels — Paralysie infantile à l'âge de 3 ans.

Etat actuel -- Pied bot varus équin paralytique, à peu près ballant. Gros orteil fortement rétracté en haut et vers la face dorsale du pied.

Le 26 octobre 1905. — Arthrodèse.

14 novembre. — Nous trouvons sur la face postérieure du tronc, immédiatement à gauche de la ligne médiane, une tumeur ovoïde à grand axe, dirigée de haut en bas et de dehors en dedans. Cette tumeur mesure 17 centimètres sur 13 et fait saillie d'environ 4 centimètres ; elle a la consistance du lipome, mais ne présente pas sa lobulation caractéristique. Elle est moins résistante et plus diffluente qu'un lipome. Elle n'adhère pas à la peau et paraît mobile sur les plans musculaires.

L'enfant assure qu'il a cette tumeur depuis sa naissance Il est très adipeux et présente une atrophie assez marquée des organes génitaux. Le scrotum est à peine indiqué. Les testicules sont gros comme des pois chiches.

14 novembre. — Opération. Ablation

La tumeur n'est pas encapsulée. On paraît être en présence d'une hypertrophie bien localisée du panicule adipeux. C'est de la graisse presque pure, très pauvre en tractus fibreux.

L'examen microscopique de la tumeur a été confié à M. le professeur Bosc, qui a bien voulu nous la communiquer.

Examen macroscopique. — La tumeur paraît constituée uniquement par du tissu adipeux ; elle est d'un jaune doré, de consistance moindre que celle du lipome ordinaire et présente une friabilité plus grande que celle de ce dernier. Il est à remarquer surtout que la graisse paraît disposée en strates de l'épaisseur de 3 à 5 millimètres, qui parfois se replient les unes sur les autres et se laissent séparer facilement, n'étant accolées que par une très fine trame en toile d'araignée.

Examen microscopique. — Des coupes faites en divers points montrent que la tumeur est formée de volumineuses cellules adipeuses avec seulement de loin en loin de très petits carrefours de tissu conjonctif dépourvu de cellules embryonnaires et d'aspect non fibreux et dans certains desquels existe un vaisseau sans trace d'inflammation périvasculaire. Par endroits toutefois, on constate une travée conjonctive grèle et longue, mais sans processus inflammatoire apparent.

Sur la coupe d'un fragment en contact avec le muscle, on constate que les cellules adipeuses pénètrent le muscle, de sorte que les faisceaux musculaires, coupés en travers, sont complètement dissociés et sont disposés très irrégulièrement et parfois en ligne jusqu'à une assez grande distance dans la masse adipeuse, et cela sans réaction inflammatoire conjonctive.

II

ANATOMIE PATHOLOGIQUE

« La définition des lipomes est donnée par celle du tissu cellulo-adipeux qui les constitue. A l'état normal, le tissu adipeux est formé de vésicules sphériques et polyédriques par pression réciproque; ces vésicules sont dues à l'accumulation de la graisse dans les cellules embryonnaires et connectives dont les noyaux sont rejetés à la périphérie ; les vésicules adipeuses sont comprises dans un réseau de capillaires et elles forment de petits groupes qui sont séparés les uns des autres par des fibres de tissu conjonctif. Toute accumulation de tissu adipeux circonscrite dans un point de l'organisme n'est pas nécessairement un lipome. On ne doit pas, en effet, considérer comme un lipome la masse de tissu adipeux qui remplace un organe atrophié. La présence d'une grande quantité de tissu adipeux dans le grand épiploon ou dans d'autres parties, chez des sujets qui ont un embonpoint exagéré, ne saurait non plus constituer des lipomes. On doit réserver ce nom pour des *masses circonscrites de tissu adipeux, ayant jusqu'à un certain point une vitalité indépendante du reste de l'organisme.*

» Cette vitalité indépendante est démontrée par ce fait qu'un individu porteur d'un lipome et qui maigrit ne voit pas sa tumeur diminuer de volume, tandis qu'il n'en est pas de même pour les autres tissus. » (Cornil et Rouvier, *Histologie pathologique*.)

Des considérations précédentes il résulte donc que le lipome est une tumeur bénigne provenant d'une hyperplasie et d'une hypertrophie du tissu adipeux préexistant et se présentant comme une masse indépendante circonscrite de tissu graisseux.

La constitution histologique du lipome ne diffère en rien de celle du tissu adipeux normal, et dans l'une comme dans l'autre nous trouvons des lobules graisseux formés eux-mêmes par la réunion de petites vésicules adipeuses. Ils sont séparés les uns des autres par des tractus conjonctifs plus ou moins développés, formant autour d'eux une sorte de réseau qui les enserre et les délimite.

Les mailles de ce tissu connectif servent de substratum aux vaisseaux de la tumeur ; on trouve là un fin lacis d'artérioles et de veinules destinées à assurer la nutrition du lipome. Elles se ramifient autour des différents lobules en un riche système de vascularisation. On voit déjà, d'après cette description, que les lobules adipeux sont indépendants les uns des autres, qu'ils sont uniquement formés de cellules graisseuses entre lesquelles il n'y a interposition ni de tissu connectif ni de vaisseaux.

Nous devons remarquer toutefois que les vésicules adipeuses constituant le lipome n'ont pas les mêmes dimensions que celles entrant dans la constitution du tissu adipeux normal ; elles sont notablement augmentées de volume. Si, pour être plus précis, nous voulons donner quelques chiffres, nous verrons que, au lieu de 0,03 de millimètre de diamètre qu'ont les cellules normales, nous aurons 0,06 de millimètre pour les cellules des lipomes. Elles sont, de plus, plus transparentes et offrent des contours plus délicats que ceux du tissu normal. Nous trouvons, en outre, dans le lipome une augmentation considérable du nombre des vésicules adipeuses, et, dès lors, si le tissu connectif qui forme la charpente de la tumeur est peu développé, nous aurons une masse presque exclusivement composée de graisse. Si nous nous souvenons qu'à l'état de vie de l'individu la graisse humaine est liquide et diffluente, nous nous expliquerons facilement la sensation de pseudo fluctuation que nous donnera dans ce cas la tumeur. Si, au contraire, le tissu conjonctif prédomine, nous aurons une tumeur ayant la dureté du fibrome.

D'autres fois nous trouverons une tumeur dans laquelle l'élément vasculaire aura pris un immense développement à tel point que nous aurons l'aspect d'un véritable nœvus. Dans ce cas, les vaisseaux auront pris le pas sur le tissu connectif.

Des considérations précédentes portant sur les variations de structure du lipome, nous pouvons déduire les différentes espèces.

1° *Lipome pur* dans lequel on ne trouvera pas autre chose que du tissu cellulo adipeux, le tissu conjonctif n'étant représenté que par de minces tractus. Dans ce cas, les lobules du lipome sont volumineux et donnent nettement la sensation de fausses fluctuations

2° *Lipome fibreux*. Dans cette catégorie, le tissu conjonctif s'est développé surabondamment poussant des cloisons lamineuses, hypertrophiées, entre les lobules. Ces cloisons, de tissu fibreux blanchâtres et résistantes changent notablement la consistance de la tumeur. Cruveilher appelait cette variété de lipome « tumeur adipo-fibreuse » marquant ainsi la difficulté que le chirurgien éprouve parfois dans le diagnostic de nature. L'examen histologique seul peut trancher cette question.

3° *Lipomes érectiles*. — C'est dans cette variété que les

vaisseaux s'étant développés et étant devenus très nombreux et distendus, on se trouve en présence d'une tumeur
constituée par un véritable tissu caverneux. Dans ce cas, le
tissu connectif et les vésicules adipeuses constituent la
partie la moins importante de la tumeur.

Nous n'insisterons pas sur d'autres variétés telles que le
lipome myxomateux ou le lipome osseux. Nous ajouterons
seulement quelques mots sur les altérations nutritives qui
modifient la constitution du lipome.

1° *La transformation graisseuse,* « mot qui là semble faire
un pléonasme », les vésicules adipeuses se réduisent en
fines granulations qui remplacent la gouttelette huileuse
qui remplit chacune d'elles ; dans ce cas, le tissu adipeux
devient blanchâtre, comparable à celui qui se rencontre
dans un sarcome ou dans un carcinome en voie de dégénérescence.

2° *Transformation kystique.* — Cette altération est assez
rare, tandis qu'au contraire la nécrose du lipome est relativement fréquente. On conçoit, en effet, que dans les lipomes
pédiculés « véritables polypes graisseux », si ce pédicule
vient à se rompre, la nutrition de la tumeur est définiti-
vement entravée. « La graisse qu'elle contient se décompose,
des acides gras se dégagent, de la cholestérine se sépare
pendant que la capsule qui entoure la petite tumeur devient
dense et lui constitue une enveloppe kystique.

3° *Transformation calcaire.* — Le lipome peut aussi subir la
transformation calcaire et prendre une consistance pierreuse.

Quoi qu'il en soit de toutes ces altérations nutritives, elles
doivent être considérées comme exceptionnelles.

On pourra peut être nous reprocher d'avoir étudié plutôt
l'anatomie pathologique du lipome en général que celle du
lipome congénital, nous répondrons par avance que cette
objection ne saurait être fondée.

La Congénitalité n'imprime aucun caractère de structure histologique spéciale à la tumeur. Nos observations vien nent à l appui de ce que nous avançons. Elles montrent qu'au point de vue anatomo-pathologique le lipome congé-nital des parties molles, quelle que soit sa variété, rentre dans une des catégories que nous avons énumérées plus haut. Comme dans le lipome ordinaire nous pourrons être en pré-sence d'une tumeur fluctuante, ce sera un lipome pur dans lequel l'élément conjonctif sera réduit au minimum (Obser-vation de M le professeur Estor). D autres fois, au contraire, la tumeur pourra offrir une consistance fibreuse (Observa-tion XIX). D autres fois encore l'élément vasculaire pré-dominera (Observation XIII. Lannelongne).

Il est toutefois un signe distinctif entre le lipome acquis et le lipome congénital qui nous a été signalé par M. le pro-fesseur Bosc et que nous devons indiquer. Tandis que dans le lipome acquis nous rencontrons, à l'examen microscopi-que, un processus inflammatoire tout autour des vaisseaux, dans le lipome congénital nous ne trouvons aucune cellule embryonnaire, aucune trace d inflammation périvasculaire.

III

ÉTIOLOGIE ET PATHOGÉNIE

De même que celles des autres tumeurs, l'étiologie et la pathogénie du lipome sont actuellement à peu près inconnues. Nous n'insisterons pas sur le rôle que les *traumatismes*, les frottements trop souvent répétés pourraient avoir dans la production du lipome. Si quelques auteurs ont attribué une certaine importance à ces facteurs étiologiques, c'est qu'ils ont probablement pris un traumatisme révélateur du lipome comme traumatisme producteur de celui-ci. Cette confusion a d'ailleurs été faite pour toutes les autres tumeurs. Nous ne saurions non plus admettre qu'un coup reçu sur l'abdomen par la mère pendant sa grossesse pût avoir une influence sur la production d'un lipome chez le fœtus.

L'*hérédité* est une cause plus importante. Avec Murchison, Johnson et d'autres auteurs qui ont dressé avec soin des tables généalogiques, nous admettons :

1° *Que les lipomes peuvent être héréditaires.*

2° Que chez les membres d'une même famille, ils siègent dans la même région.

Par l'hérédité, on peut expliquer, dans une certaine me-

4

sure, la congénitalité du lipome. Si, en effet, celui-ci apparaît dès la naissance, alors qu'aucune cause extérieure n'a
pu agir, il ne peut être produit que par une disposition générale héréditaire à des malformations. Il est possible qu'il
existe de plus une cause spéciale qui, associée à cette tendance héréditaire, produise le lipome plutôt que toute autre
tumeur. D'ailleurs, une preuve de l'influence de l'hérédité
dans la production des lipomes, c'est que ces affections coïn-
cident parfois avec d'autres malformations congénitales.
Une malade de Kirmisson, par exemple, vint au monde
« avec un pied-bot varus équin du côté droit, des amputa-
tions congénitales multiples des orteils et des doigts. Chez
elle il existait, sur la face dorsale du pied droit, une tumeur
volumineuse. L'examen histologique montra que cette
tumeur était un lipome. »

Dans la *Gazette hebdomadaire de médecine et de chirurgie* de
décembre 1900, le docteur Mouchet publie une observation
dans laquelle des lipomes congénitaux peuvent coexister
aussi avec un volumineux névrome plexiforme de la nuque
et des taches pigmentaires multiples.

Il est bien difficile d'admettre pour l'étiologie de cette
tumeur, les anciennes idées de Cruveilher et de Darbez qui
le faisaient provenir d'une diathèse ou d'une distrophie générale ; car si elle était causée par un état général, pourquoi le
lipome se localiserait-il à une région plutôt qu'à une autre ?

Il est vrai que, dans certains cas, le lipome congénital
s'accompagne d'une hypertrophie généralisée de tout le
tissu adipeux de l'organisme. « Coexistence d'obésité et de
lipome congénital ; observation personnelle de M. le professeur Estor. »

Sans doute, on pourrait admettre avec Virchow que le
lipome est produit par une irritation légère, localisée dans
le tissu adipeux: mais comme on ne sait rien de cette irrita-

tion, comme on ignore son mécanisme et sa cause, cette explication est insuffisante et déplace le problème sans le résoudre.

L'explication de Fœrster ne nous paraît pas non plus suffisante. Les vésicules adipeuses, pense-t-il, s'hypertrophient et se divisent en deux, d'où nombre plus considérable de vésicules adipeuses et production de lipome. Cette prolifération des cellules du tissu graisseux, dont la cause nous échappe aussi, est expliquée autrement par Cornil. D'après cet auteur, les vésicules adipeuses peuvent bien se déformer par compression sans pour cela être en voie de prolifération. La déformation cellulaire serait donc la conséquence mais non la cause du lipome.

Actuellement, on a tendance à rapprocher cette affection des autres tumeurs et à la considérer comme une néoplasie bénigne qui occuperait le degré infime « d'une échelle dont le cancer occupe le sommet » (Broca). Mais puisqu'on ne peut rien affirmer encore sur l'étiologie des néoplasmes, cette assimilation ne peut guère éclairer la question.

Si nous ne pouvons rien dire sur l'étiologie du lipome en général, pouvons-nous du moins préciser pourquoi il est si souvent d'origine congénitale ?

Là, encore à part l'hérédité, nous ne pouvons invoquer aucune cause nouvelle. Nous sommes donc obligé, à défaut d'interprétation, d'admettre avec Lannelongue les deux constatations suivantes :

1° Il existe des tumeurs congénitales lipomateuses d'emblée, et dans ce cas leur étiologie est aussi obscure que celle des tumeurs qui ne sont pas congénitales.

2° Tout en étant congénital, le lipome peut n'apparaître que secondairement comme conséquence d'une autre tumeur vasculaire habituellement.

De nombreuses observations nous montrent, en effet,

que bien souvent les angiomes simples ou kystiques évoluent vers la guérison par le remplacement progressif du tissu néoplasique vasculaire par du tissu adipeux. — Cette transformation des tumeurs érectiles en tumeurs graisseuses a été d'ailleurs observée depuis longtemps par Holmès, Coot et Bikersteed, qui l'ont considérée avec raison comme un processus de guérison. — Il existe une très grande parenté entre les angiomes et les tumeurs graisseuses et l'on peut trouver entre ces deux néoplasies toutes ces formes de transition. Voici comment d'habitude se produit la transformation. Il peut apparaître peu à peu dans le stroma fibrillaire de la tumeur érectile des vésicules de tissu adipeux qui, augmentant indéfiniment en nombre, rendent enfin l'ancien agiome tout à fait semblable à un lipome; ou bien, c'est une infiltration de granulation graisseuse qui vient oblitérer les rameaux vasculaires et transformer l'angiome en kyste; les granulations augmentant en nombre finissent par remplacer l'ancienne trame vasculaire par une masse graisseuse.

On trouve aussi le lipome combiné à des néoplasies autres que l'angiome. On peut observer des tumeurs congénitales complexes qui contiennent du tissu graisseux en même temps que beaucoup d'autres, nous voulons parler des *tératomes*. Nous citerons, par exemple, l'observation de Lannelongue publiée dans la thèse de Lachaud, en 1883 : Une fille nouveau-née présentait à la partie inférieure du sacrum une tumeur du volume d'une orange; « cette tumeur se composait de deux portions : une comprenant les 4/5 de la masse était franchement lipomateuse; l'autre, qui avait le volume d'une mandarine, était formée d'une agglomération de kystes rappelant les kystes multiloculaires de l'ovaire... On ne peut méconnaître là une production rappelant certaine partie de tumeurs tératoïdes du sacrum. »

En somme, quoi qu'il en soit de ce lipome, qu'il soit primitif ou développé secondairement à la suite d'un angiome,
son étiologie et sa pathogénie sont trop peu connues pour
que nous voulions y insister davantage dans cette étude. Le
lipome congénital nous intéressera surtout au point de vue
clinique et thérapeutique.

IV

EVOLUTION CLINIQUE

1° DÉBUT

Comme son nom l'indique, le lipome congénital existe depuis leur naissance chez les sujets qui en sont porteurs. Tantôt si l'examen du nouveau-né a été soigneux, on a pu observer la malformation congénitale dès les premiers jours qui ont suivi la naissance ; dans ce cas, les parents ou le médecin ont observé une tumeur molle de consistance graisseuse, plus ou moins régulière, qui n'a fait que se développer. D'autres fois et assez souvent, c'est une tache rouge, bleue ou violacée qui reste stationnaire pendant quelque temps, devient graisseuse. Tantôt au contraire, le lipome congénital n'est observé que plus tard, à la suite d'un traumatisme par exemple, qui pousse le malade et son entourage à examiner soigneusement la région lésée ou bien il est découvert par pur hasard. Dans ce cas, on est bien obligé chez les jeunes sujets d'admettre l'origine congénitale de la tumeur quoiqu'on n'en ait pas vu le début.

2° SYMPTOMES FONCTIONNELS

Les symptômes fonctionnels sont habituellement très
atténués. Les malades éprouvent seulement une sensation de gêne quand la tumeur devient par trop volumineuse.
C'est que le lipome est une tumeur essentiellement indolore.
Parfois, cependant, en dehors de tout processus inflammatoire, il peut faire souffrir le malade parce qu'il comprend
des filets nerveux dans sa masse ou bien peut-être sans
raison apparente. (Eve) — (Transat of the Path. Soc. of
London. 1887.)

3° EXAMEN CLINIQUE

a) SIÈGE. — Au point de vue de leur localisation, on peut
diviser les lipomes congénitaux en deux grands groupes.
Les uns se développent essentiellement dans les parties
molles, d'autres, au contraire, siègent à la surface des os
présentant des rapports intimes avec le périoste, le tissu
osseux, les cavités du squelette : ce sont les lipomes ostéo-
périostiques. On les rencontre particulièrement à la voûte
du crâne, sur les rachis et sur les membres.

Nous laisserons de côté l'étude de ces lipomes ostéo-
périostiques si bien faite par Lannelongue et Médar dans
leur *Traité des affections congénitales,* et par Huraux dans
sa *Thèse inaugurale* de 1900 (Paris), pour consacrer plus
spécialement notre étude aux lipomes congénitaux des
parties molles.

Ces tumeurs se localisent de préférence dans certaine

région de l'organisme sans qu'on puisse nettement trouver une cause à cette élection de siège.

Voici d'après 24 observations leurs localisations préférées :

Région sacro-coccygienne et périnée.	6
Thorax et dos..................	9
Membres......................	3
Langue.......·........	2
Nuque...................	3
Abdomen................	1

b) Aspect clinique. — *A l'inspection.* — L'état de la peau sera différent selon que nous aurons affaire à un lipome primitif ou à un angiome secondairement transformé en lipome. Dans le premier cas, la peau présentera les carac- tères normaux de coloration et d'épaisseur; elle sera seulement soulevée, parfois lobulée par la tumeur sous- jacente. Quelquefois on peut observer quelques dilatations veineuses ou de petites taches vasculaires. Souvent la peau qui recouvre le lipome est variablement colorée, indice manifeste de la nature angiomateuse de la tumeur sous- jacente. C'est une tache bleu rougeâtre, présentant des *variations périodiques de surface*, d'autres fois elle est entière- ment rouge, bleue, brunâtre; elle peut présenter de nom- breuses villosités à la surface de la peau.

La palpation nous donnera des renseignements sur la consistance, la forme, les limites, les connexions de la tumeur.

α *Consistance.* — La consistance de ces tumeurs congéni- tales est souvent un peu différente des lipomes ordinaires. On croirait plutôt toucher de la graisse amorphe et encap- sulée qu'un lipome lobulé véritable. C'est qu'en effet la

consistance de ces tumeurs est habituellement molle, diffluente, ne présente pas toujours la lobulation caractéristique
du lipome banal, la consistance étant plutôt mollasse et
uniforme. Par exemple, dans l'observation présentée par
M. Kirmisson à la Société de chirurgie, beaucoup de chirurgiens se prononçaient en faveur d'un lymphangiome.
Dans certains cas cependant on peut reconnaître la lobulation classique, témoin les observations II, III, IV de la thèse
de Senat (Paris, 1884).

β. *Forme et limites.* — Au point de vue de la forme, le
lipome congénital est habituellement diffus : on peut sans
doute trouver des tumeurs nettement arrondies, ayant une
forme ovoïde ou triangulaire, mais généralement elles ne
présentent pas des limites précises. Les parties néoplasi-
ques sont séparées des parties saines par un bourrelet très
atténué et le lipome occupe une très grande surface se déve-
loppant même parfois vers les plans profonds ; c'est le lipome
diffus s'étendant au thorax, aux membres supérieurs gau-
ches, dans la région sus-claviculaire.

Dans le cas rapporté par Kirmisson la tumeur s'étendait
dans le sens vertical, tout le long des vertèbres dorsales,
lombaires et dépassait dans le sens transversal les deux
omoplates.

γ *Situation et connexions de la tumeur.* — Habituellement
le lipome congénital se développe dans le tissu cellulaire
sous-cutané, mais souvent il peut avoir une origine profonde
et on peut observer avec Kirmisson des lipomes sous-pleuraux, sous-péritonéaux ou même partis du médiastin antérieur.

Par conséquent, il faudra, en examinant le lipome congénital, essayer de préciser avec soin ses rapports avec les tissus voisins.

On peut observer des cas où la tumeur est absolument indépendante de la peau qui peut glisser au-dessus d'elle. (Observation de M. le professeur Estor.)

D'autres fois au contraire, la peau adhère, présente des mamelons et des dépressions en godet de même que dans le lipome banal. Avec les tissus sous-jacents les connexions sont aussi variables ; la tumeur peut être entièrement locali-sée dans le tissu cellulaire sous-cutané sans connexion aucune avec les plans profonds (Observation de O. Weber *in* thèse Monod) ; souvent cependant la tumeur, développée en grande partie dans l'hypoderme, présente des rapports avec la profondeur à laquelle elle se trouve rattachée par un pédicule plus ou moins épais ; elle peut entrer ainsi en connexion avec les muscles, les aponévroses, ou les grandes cavités splanchniques.

En résumé, il semble qu'au point de vue clinique les lipo-mes congénitaux doivent être caractérisés : 1° par une con-sistance *plus molle et plus uniforme* ; 2° par une lobulation et une limitation moins nette que celle des autres lipomes.

V

DIAGNOSTIC

Pour faire le diagnostic du lipome congénital, il faudra successivement répondre à ces deux questions :

1° La tumeur est-elle congénitale ?

2° Est-ce un lipome ?

1° LA TUMEUR EST-ELLE CONGÉNITALE ?

L'interrogatoire et l'examen nous permettent facilement d'affirmer que le malade a toujours été porteur de le tumeur. Habituellement, nous avons affaire à un malade jeune, et la famille s'empressera de nous apprendre que cette tumeur lui vient de naissance. Dans certains cas, le médecin pourra découvrir par hasard un lipome congénital resté jusque-là ignoré en le recherchant dans les régions où il apparaît de préférence : périnée, langue, dos ou thorax, etc. Cette origine congénitale nous permettra de ne pas confondre avec le lipome diffus les autres tumeurs fréquentes chez l'enfant, sarcome, mixome présentant la dégénérescence graisseuse. Mais ce n'est pas sur la congénitalité de la tumeur que portera la difficulté, mais bien sur sa nature adipeuse.

2° Est-ce un lipome?

Nous pourrons être entraîné à des erreurs de diagnostic par les caractères cliniques caractéristiques du lipome congénital :

1° *La consistance pâteuse et uniforme de la tumeur* pourra faire penser à toutes les tumeurs *liquides ou kystiques*. Le diagnostic d'*abcès froid* ne nous arrêtera pas, la fluctuation étant plus nette que dans le lipome, et enfin le liquide pouvant, par la pression, être, dans une certaine mesure, déplacé sur la couche sous-jacente.

Nous pourrons encore confondre un lipome avec certains *kystes congénitaux* du cou, mais ceux-ci se présenteront souvent avec une symétrie caractéristique qui existe d'ailleurs parfois dans le lipome et surtout avec une consistance variant beaucoup, suivant les points de la tumeur examinée. Ces kystes ont un contenu extrêmement variable (matière sébacée, poils, os, cartilage), et à la palpation ils présenteront des points tantôt mous et fluctuants, tantôt très résistants ; ils seront durs et cloisonnés par de solides tractus.

La pseudo-fluctuation du lipome congénital pouvait le faire confondre avec d'autres kystes plus homogènes que les kystes congénitaux, kystes sébacés par exemple. Cette confusion est possible, d'autant plus que dans les lipomes congénitaux la lobulation caractéristique manque souvent. Mais alors nous pourrons baser notre diagnostic sur d'autres signes, la diffusion de la tumeur en particulier. Tandis, en effet, que le kyste sébacé est régulièrement arrondi et circonscrit, le lipome congénital, mou comme lui, pousse des ramifications dans tous les sens.

2° *La diffusion du lipome unie à sa mollesse* pourrait con-

duire le chirurgien à l'idée de *lymphangiome*, le développement néoplasique des lymphatiques d'une région présentant à peu près les mêmes caractères cliniques.

En cas de doute il faudra essayer de préciser le plus
possible les renseignements fournis par la palpation et
diagnostiquer le lipome par une consistance un peu plus
ferme et une ébauche de lobulations. De plus, le lymphangiome est souvent réductible et se tuméfie sous l'influence
des cris et des efforts. D'ailleurs ce diagnostic n'est pas
toujours facile et les chirurgiens les plus habiles s'y sont
trompés. L'erreur était d'autant plus aisée que bien souvent
le lymphangiome est infiltré de tissu adipeux et subit une
transformation lipomateuse plus ou moins complète.

3° Nous avons vu combien le lipome se rapprochait des
tumeurs vasculaires, angiomes dont il n'est souvent qu'une
transformation; dans ce cas le diagnostic pourra rester hési-
tant. Comme elles, il pourra être pulsatile, érectile, coloré,
sans toutefois présenter jamais leur souffle caractéristique et
alors ce n'est pas l'examen clinique, mais l'examen histologique après opération qui pourra préciser, si c'est le tissu
vasculaire ou le tissu adipeux qui prédomine. Quelquefois,
au contraire, la *consistance ferme* du lipome congénital nous
poussera à le confondre avec d'autres tumeurs solides :

Les *gommes syphilitiques* ne nous arrêteront pas ; elles
sont très rares chez l'enfant, petites, sans pédicules et ten-
dent à l'ulcération.

Le diagnostic avec le *névrome plexiforme* est plus difficile
d'autant plus que les deux malformations peuvent coexister.
(Observation VIII du docteur Albert Mouchet). Cependant la
consistance noduleuse et dure du névrome pourra aider à
résoudre la question qui d'ailleurs sera élucidée facilement
par l'examen histologique après l'opération.

Il ne faut pas oublier un précieux moyen de diagnostic

qui pourra être très utile dans les cas douteux : la ponction exploratrice.

La ponction exploratrice — Elle nous permettra de découvrir du pus, du liquide hyalin, de la matière sébacée, de la lymphe, du sang. Mais si cette ponction ne donne issue à aucun liquide, il n'en faut cependant pas conclure qu'on se trouve sûrement en présence d'un lipome.

La congélation pourra aussi quelquefois nous fournir des renseignements précieux. Il suffira d'appliquer sur la tumeur une vessie de glace pour voir la graisse du lipome se congeler et prendre une consistance dure. Si, au contraire, la tumeur est liquide, le refroidissement ne produira sur elle aucun effet.

Une fois sûr de l'existence d'un lipome congénital, nous pourrons en préciser la variété : Est-il développé aux dépens des parties molles ? Est-il ostéo-périostique ?

Par la palpation profonde, nous chercherons s'il y a un pédicule et quelles sont ses connexions. Le lipome des parties molles sera localisé dans le tissu cellulaire sous-cutané se prolongeant quelquefois à travers les muscles et les aponévroses. Le lipome ostéo-périostique, comme son nom l'indique, adhérera au périoste ou au tissu osseux lui-même. Cette distinction de variété nous permettra, dans le diagnostic du lipome des parties molles, de ne pas insister sur les affections qui ressemblent au lipome ostéo-périostique, et par conséquent nous n'entrerons pas dans la discussion du diagnostic différentiel avec l'ostéo-sarcome, le fibrome, l'encéphalocèle, la spina bifida, etc.

VI

PRONOSTIC — MARCHE — COMPLICATIONS

Quoique le lipome soit considéré histologiquement comme une tumeur bénigne, il ne faut pas croire que, cliniquement, il soit sans danger. Il ne faut pas oublier qu'il apparaît chez des sujets jeunes et qu'il peut se développer assez rapidement, envahissant complètement toute une région. L'observation de Masse et celle de Kirmisson sont instructives. Dans ces cas, la tumeur était tellement volumineuse, qu'elle constituait une véritable difformité. Chez un enfant de 10 mois, la tumeur pesait un kilogramme.

Jusqu'ici, nous n'avons envisagé que des observations de lipome à peu près pur, mais le pronostic est bien plus grave quand la tumeur graisseuse coexiste avec un angiome. Dans ce cas, l'extirpation est rendue plus difficile par la riche vascularisation de la tumeur. Le pronostic sera d'ailleurs aggravé si l'on tient compte des complications possibles. Un lipome évoluant normalement pourra, non seulement gêner son porteur par son volume même, mais encore devenir le siège d'une inflammation redoutable : «J'ai vu, dit Parise (*Bulletin médical du Nord*, 1887), un lipome de la région fessière tomber pour ainsi dire en putrilage. La tumeur volumineuse s'était ouverte à son sommet et il sortait de là une matière d'odeur infecte, ressemblant à du beurre de mauvaise qualité : toute la graisse de la tumeur s'élimina ainsi peu à peu. » Cet exemple nous fait voir le danger d'infection possible à la suite de cette ouverture spontanée.

Le lipome peut encore, s'il siège dans une région exposée, devenir, par le fait même de sa proéminence au-devant des tissus, le siège d'ulcérations à la suite de choc de traumatisme ou de frottement ; la porte est ouverte à l'infection. Celle-ci peut ne pas rester localisée aux tissus circumvoisins et se communiquer au loin, envahir des organes profonds et fragiles, le péritoine, par exemple, et créer là de nouveaux foyers purulents qui contribueront à amener chez le malade une issue fatale ; nous citerons l'observation de Dumesnil, dans laquelle une tumeur sous-vaginale refoulait l'intestin en haut et à droite. Ce lipome provoqua d'intolérables douleurs abdominales qui, bientôt suivies de péritonite, amenèrent la mort du malade.

Il est bien évident que le pronostic des lipomes congénitaux varie essentiellement selon leur siège. A part quelques troubles fonctionnels de compression nerveuse, les lipomes superficiels ne gênent guère le malade ; mais que doit-on penser de ceux qui sont sous-pleuraux et médiastinaux et peuvent par leur développement amener de graves compressions.

VII

TRAITEMENT

———

Le pronostic et la marche doivent nous guider pour le traitement. Sans doute un lipome qui n'est pas congénital est une tumeur excessivement torpide et bénigne qui peut être souvent abandonnée à son évolution naturelle ; mais ceux que le malade apporte à sa naissance doivent au contraire être surveillés par le chirurgien et opérés le plus tôt possible. Pour justifier cette attitude, il suffit de rappeler les observations de Masse, Kirmisson, Lannelongue, etc., dans lesquelles les tumeurs, grosses tout d'abord comme la moitié d'une mandarine, évoluèrent avec une grande rapidité et envahirent toute une région, arrivant à peser plusieurs kilogrammes. On évitera, par une opération précoce, d'une part le développement excessif de la tumeur, d'autre part ses complications.

La conduite à tenir est évidemment *l'extirpation*.

Autrefois, avant l'ère antiseptique, on pouvait essayer la cautérisation, mais elle était douloureuse, lente et applicable seulement aux lipomes de dimension minime.

Nous n'insisterons pas davantage sur la ligature ; de même que la cautérisation, elle est aujourd'hui tombée dans l'oubli. C'était un procédé difficile, long et peu aseptique.

4

Maintenant que les risques opératoires et les dangers d infection sont très atténués, on fait toujours l'opération au bistouri en se réservant d'opérer en plusieurs fois si elle est trop volumineuse.

Après anesthésie locale ou générale, selon le volume de la tumeur, on incise la peau et on aborde le lipome. S'il est encapsulé, il faut essayer de trouver le plan de clivage et l'énucléer en bloc ; mais le plus souvent le lipome sera diffus et cette opération simple, impossible à réaliser. Il faudra alors morceler la tumeur ou la disséquer artificiellement au bistouri de façon à l'extirper le plus complètement possible. Souvent, surtout dans les grosses tumeurs, il sera bon d exciser en même temps que la graisse un lambeau cutané elliptique pour se débarrasser de la peau exubérante. Après excision, la région où siégeait le lipome présentera une vaste perte de substance irrégulière. Il faudra chercher à la combler par bourgeonnement ou par accolement direct des tissus. Pour cela, on drainera et on placera un pansement très compressif.

Il est de règle qu'avec ce traitement on obtienne une guérison satisfaisante. D'ailleurs, si le lipome était trop volumineux on pourrait pratiquer d'abord une opération incomplète, puis une ou plusieurs autres après guérison de la première.

VIII

CONCLUSIONS

1° Les observations rassemblées montrent que, malgré sa rareté, le lipome congénital est une affection relativement rare ;

2° Avec Lannelongue, nous admettons que le lipome congénital peut être : *a*) primitif, *b*) succédé à une tumeur vasculaire ;

3° Au point de vue clinique, le lipome congénital est habituellement diffus, plus mou et moins lobulé que les lipomes ordinaires ;

4° Il peut évoluer rapidement et acquérir un volume très considérable ;

5° L'excision au bistouri et par opérations successives si la tumeur est trop volumineuse est la méthode de choix ;

6° Dans le cas où le lipome est de dimensions réduites, l'anesthésie locale, à la cocaïne, nous semble suffisante.

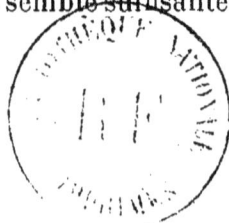

INDEX BIBLIOGRAPHIQUE

ATHOL JONHSON — Path. Soc Trans.; t. VIII.

ARCY (D') POWRE. — The Lancet, 1888.

BARDON. — Lipome du périnée. Thèse de Paris, 1899.

BROCA. — Traité des Tumeurs. Paris, 1869.

— Bulletin Soc. de Chir. 1905.

BRYANT. - Guys Hosp. Reports, vol. IX, 1863.

BASTIEN. — Bull. de la Soc. Anat. 1854, p. 349.

BRIDDON. — Tumour (lipoma) of the axilla in infin. four. months old
medical Records. 1882 vol. XXII, p. 634.

CHIPAULT. — Médecine moderne, décembre 1895.

CHURCHILL. — In Traité Chirurgie. Le Dentu et Delbet.

— Trans of the Pathol. Soc of London. Vol. XXXIII, p. 234.

CRUVEILHIER. — Anatomie pathologique générale. 1856.

CAUCHOIS — Bulletin Soc. Anat. 1883. Rapport de Pozzi.

CORNIL et RANVIER. — Histologie pathologigue. 1884.

DARBEZ — Thèse de Paris. 1868,

DUPLAY. — Archives générales de Médecine,

DUPLAY et RECLUS. — Traité de Chirurgie.

DUVAL. — Histologie.

DUPLAY et FOLLIN. — Pathologie externe.

FOLLIN. — Bull Soc. de Chir. 1866, p. 94.

— Bull. Soc. Anat. 1866, p. 88.

GAY. — Lipoma on Sole of the foot : Trans. of the Pathol. Soc. of
London. Vol. XIV, p. 243.

GOULD PEARS. — Med. Chir. Trans. 1885.

GUELLIOT — Thèse de Malton. Lipome de la langue. 1891, p. 43.

HOLL. — Trans. of the Pathol. Soc. of London. 1854, vol. V.

HOLMES. — Thérapeutique chirurgicale des maladies des enfants.
Edition française, p. 633.

HEYFELDER. — De Lipomase. Stuttgard, 1842.

IVERSEN. — Observation citée in Thèse Malon.

JALLET (de Poitiers). — Gaz. des Hôpitaux, 1867, p. 94.

JUDA. — Thèse de Paris. 1885.

KIRMISSON. — Traité des maladies chirurgicales d'origine chirurgicale. Bulletin et Mémoire de la Soc. de Chir. 21 juin 1893,
p. 434.

LANNELONGUE. — Traité des kystes.

LANNELONGUE et MÉNARD. — Affections congénitales, 1891.

LE DENTU et DELBET. — Traité de Chirurgie.

LISTON. — Chirurgie pratique.

LOCKWOOD. — Congenital fatty Tumours of the foot : Trans. of the
Pathol. Soc. of London. 1881, vol. XXXVII, p. 459.

MASSE. — Gaz. hebd. des Sc. Méd. de Bordeaux. 28 novembre 1897,
n° 48.

MONOD. — Thèse de Paris. 1873.

— Bull. et Mém. Soc. de Chir., t. VIII, p. 365. 1831.

MOLKI — Thèse de Strasbourg. 1868.

MOUCHET (Albert). — Gaz. hebd. de Méd. et de Chir. 30 novembre
1900, n° 104.

PARKER. — Medical Tims and Gazett. 1881, p. 66.

POLLOCK. — In Holmes System of Surgery.

PONCET. — Lyon médical. 1881, vol. LVII, p. 130.

PERRIN DE LA TOUCHE. — Bull. Soc. Anat. 1881, p. 441.

QUÉNU. — In Traité Duplay et Reclus, t. I.

SÉNAC. — Du lipome congénital. Thèse de Paris, 1883.

SYDNEY JOHNS. — Trans. of. the Pathol. Soc. of London. 1881,
vol. XXXII, p. 243.

TAYLOR. — Trans of the Pathol. Soc. of London. 1877, vol. XXVIII,
p. 216.

WEBER (O). — Hambourg der Chirurgie Pitha et Billroth. Bd. III,
p. 328.

WIRCHOW. — Pathologie des Tumeurs. Traduction Aronsohn. Paris,
1867.

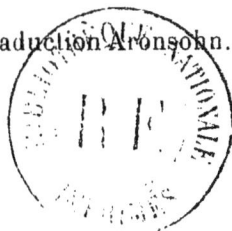

www.ingramcontent.com/pod-product-compliance
Lightning Source LLC
Chambersburg PA
CBHW071304200326
41521CB00009B/1902